Treino de Peso Corporal Em português/ Body Weight Training In Portuguese:

Como Usar a Calistenia Para Ficar Mais em Forma e Forte

Sumário

dificuldade ou danos que podem os suceder após assumir as informações aqui descritas.

Adicionalmente, as informações encontradas nas seguintes páginas são apenas para fins informativos e devem então ser consideradas universais. Como é própria de sua natureza, a informação apresentada não tem garantia em relação à sua validade contínua ou qualidade provisória. As marcas registradas mencionadas foram feitas sem consentimento escrito e não podem de modo algum ser consideradas um patrocínio do titular da marca.

Introdução

Parabéns por baixar este livro o obrigado por o fazer.

O que está te impedindo de atingir suas metas físicas? É a complicação de vários aparelhos na academia? É por que a mensalidade da academia é mais cara do que deveria ser (especialmente se nem tiver muito tempo para ir)? Ou é a falta de uma orientação adequada que te assegura que você está no caminho certo e trabalhando os músculos do jeito correto?

Por qualquer razão que seja, agora há uma resposta e uma maneira de você conquistar o físico que queria – por meio dos exercícios do treino de peso corporal.

O treinamento de peso corporal é exatamente isto –*usar seu próprio corpo para treinar e ficar em forma*. Sim, porque ficar em forma não envolve equipamentos complicados nem um custo excessivo. Por que, quando seu corpo é uma máquina poderosa por si só que só está esperando para ser usada na potência máxima? Você não precisa de vários aparelhos para obter os resultados desejados e este livro – bem aqui – é onde começará a fazer estas mudanças.

Nos seguintes capítulos, descobrirá como aumentar de forma eficaz a força do seu corpo sem a necessidade de pesos, aparelhos nem academia. Isso mesmo, tudo de que precisará é a força do seu próprio corpo, determinação para se ater a esses exercícios do treino de peso corporal e seguir este guia completo e fácil de seguir, sobre os exercícios de peso corporal mais eficazes que farão diferença.

Os exercícios do treino de peso corporal são *a melhor* coisa para o seu corpo, porque é algo que todos em qualquer nível de preparo físico podem fazer. Isto é porque um dos benefícios mais significativos desses exercícios é que podem ser adaptados e modificados ao seu corpo e ao seu nível de preparo físico, simples mas desafiadores ao mesmo tempo.

Há diversos livros sobre este assunto no mercado, obrigado mais uma vez por escolher este! Todos os esforços foram feitos para assegurar que esteja o mais cheio de informações úteis quanto é possível, por favor, aproveite!

Capítulo 1: Por Que o Treino de Peso Corporal Arrasa

Já fez um treino de peso corporal antes? Se não, então já era hora de começar.

Por quê?

Porque o treino de peso corporal vai te *arrasar*. De um jeito bom, claro.

Ao contrário da crença popular, não há necessidade de pegar no pesado na academia, sete dias por semana por uma hora ou mais, para ter resultados visíveis. Não precisa chegar ao ponto da exaustão, tentar usar todos os aparelhos, pesos e bolas para ver uma diferença real.

Não quando tudo que precisa é a força e o poder do seu próprio corpo. O treino de peso corporal é um elemento fundamental para criar uma boa forma, que muitas vezes não é tão utilizado porque não parece ser eficaz o bastante para obter os resultados desejados. Mas é aí que se enganam, porque o treino de peso corporal é eficaz. *Super eficaz.*

Se precisar de mais para se convencer sobre por que começar a aproveitar o poder do treino de peso corporal, aqui está uma lista do que este tipo de treino e de exercícios podem fazer por você:

- **Aeróbico e Tronco Dois Em Um** – Se tem pouco tempo (como muitos de nós), então os exercícios de peso corporal são os melhores para encaixar uma sessão que queima calorias que ainda rende frutos. Alguns exercícios do treino de peso corporal combinam os aeróbicos e os de forma em um só, o que faz seu coração bombear, queima a gordura enquanto cria músculos e os define ao mesmo tempo.

- **Transições Fáceis** – Pelo treino de peso corporal não usar nenhum aparelho, será fácil transicionar rapidamente de um conjunto de exercícios para o próximo. O tempo de repouso mais curto entre os exercícios é como você rapidamente coloca sua frequência cardíaca na potência alta para começar a queimar calorias grandes, mais que o normal.

- **Flexibilidade Melhorada** – O treino de peso corporal te forçará a usar quase todos os seus músculos do corpo, às vezes fazendo seu corpo usar a capacidade máxima de movimento, para que suas juntas se movam à vontade. Isto é ótimo para soltar os músculos que ficaram comprimidos por falta de uso e aumentar a mobilidade nas suas juntas, o que ajuda a melhorar a flexibilidade no geral.

- **Mata o Tédio** – Fazer repetidamente os mesmos velhos movimentos e usar os mesmos aparelhos na academia ou em casa pode rapidamente ficar entediante. E o tédio é o que devemos evitar, porque ele mata rapidamente a motivação, o que é por que o treino de peso corporal é uma mudança bem-vinda na sua rotina, algo que você precisava desesperadamente sem nem saber. Com os exercícios de calistenia, há diversas maneiras, exercícios e manobras possíveis para adicionar variedade na sua rotina. Não só impede chegar a uma estabilidade, mas também dá um chute no seu tédio enquanto eleva seu nível de preparo físico todas as vezes.

- **É Grátis** – Não preciso dizer mais nada. Por que pagar alguém na academia quando pode fazer isto facilmente, em casa, de graça?

- **Risco Mínimo de Ferimentos** – Os exercícios do treino de peso corporal geralmente são seguros para qualquer um, em qualquer nível de preparo físico, porque fazê-los te forçará a ter consciência sobre seu corpo e sobre quando está exigindo demais dele e precisa dar uma segurada. Ao ser mais consciente sobre o seu corpo, isto minimiza as chances e o risco de ferimentos, em vez de fazer os movimentos sem pensar bem nem se concentrar, o que provavelmente acontecerá quando depender de aparelhos e equipamentos.

- **Aumenta Seu Nível de Força** – Ter uma boa forma e ser fisicamente forte não é só sobre qual peso você consegue levantar, também é sobre a força dos seus músculos, tendões e juntas. Os exercícios do treino de peso corporal são a solução perfeita para trabalhar com e treinar suas juntas, do jeito que seu corpo foi feito para trabalhar. A calistenia, por exemplo, é uma ótima maneira de desenvolver sua força e, pelo treino de peso corporal ensinar o seu corpo todo a trabalhar junto, te deixa mais forte por dentro.

Capítulo 2: Exercícios da Parte Superior

Os exercícios de peso corporal foram criados para aumentar a força e a flexibilidade, enquanto te ajuda a criar músculos e melhora seu nível geral de preparo físico. A melhor parte desses exercícios? Você pode facilmente fazê-los em casa, ou em qualquer lugar que tenha espaço e privacidade!

Exercício de Peso Corporal da Parte Superior 1 – Escalar Montanha

Este é um exercício do corpo todo, que trabalha os ombros, braços e tríceps enquanto aumenta sua força e flexibilidade.

Passo 1: No chão, apoie-se nos seus braços e pernas. Suas pernas devem estar esticadas atrás de você, com os dedos do pé plantados com firmeza no chão.

Passo 2: Comece ao dobrar seu joelho para levar seu pé direito diretamente abaixo do seu peito, mantendo sua outra perna estendida. Pode começar com o pé esquerdo se preferir, os dois funcionam.

Passo 3: Com as mãos plantadas firmas no chão (diretamente abaixo dos ombros), contraia o tronco e troque de perna.

Passo 4: Acelere e mova as pernas o mais rápido que puder, acrescentando um salto enquanto faz a troca.

Repita este movimento 16 vezes (2 séries de 8 repetições). Conforme for ficando mais forte, aumente o número de repetições e sua velocidade, Para variar, em vez de dobrar seu joelho diretamente abaixo de você, leve ele pelo corpo, quase como se fosse levar o joelho até o cotovelo do braço oposto. Isto vira os músculos oblíquos.

Exercício de Peso Corporal da Parte Superior 2 – A Flexão Pliométrica

Dê uma melhorada na flexão ao aumentar a intensidade (note que você deve conseguir fazer as flexões normais com as mãos e pés para poder completar este movimento).

Passo 1: Use um colchonete para isto e fique em posição de prancha. Seus braços devem estar retos, com suas palmas pressionadas no colchonete, diretamente abaixo dos seus ombros enquanto apoia sua parte superior. Suas pernas estão esticadas atrás de você, se equilibrando nos dedos dos pés.

Passo 2: Abaixe seu corpo para fazer uma flexão, cotovelo dobrado, peito o mais baixo possível sem perder a forma do resto do corpo.

Passo 3: Agora, em vez de simplesmente voltar ao começo da posição de flexão, deixe ela explosiva e empurre o bastante para subir as palmas um pouco para fora do chão antes de aterrissar novamente.

Passo 4: Acelere e fique mais forte com cada movimento.

Repita este movimento 16 vezes (2 séries de 8 repetições). Conforme for ficando mais forte, aumente o número de repetições e sua velocidade. Busque empurrar mais alto com cada movimento explosivo também. Este movimento é intenso, então certifique-se de ter dominado a flexão básica antes de tentar esta variação.

Exercício de Peso Corporal da Parte Superior 3 – Burpees

Você sentirá queimar nos seus braços, peito, glúteos, músculos do jarrete e abdômen com este movimento.

Passo 1: Comece em uma posição de cócoras, colocando suas palmas na sua frente, pressionadas contra o chão ou colchonete. Você deve se agachar com seus joelhos perto das mãos, em cada lado das palmas.

Passo 2: Afaste os pés um de cada vez para ficar em posição de flexão.

Passo 3: Pule de volta para a posição do Passo 1, fique de pé e levante os braços acima da cabeça.

Passo 4: Repita o Passo 2, mas desta vez, salte com os dois pés para trás juntos em um único pulo.

Repita este movimento 16 vezes (2 séries de 8 repetições). Conforme for ficando mais forte, aumente o número de repetições e sua velocidade, Acrescente intensidade no exercício ao adicionar um salto em vez de ficar de pé.

Exercício de Peso Corporal da Parte Superior 4– O Super-homem

Passo 1: Comece ao deitar de rosto para baixo no colchonete para deitar em cima do estômago. Seu rosto deve ficar olhando o colchonete durante este movimento. Assegure-se que seu pescoço permaneça em uma posição neutra no movimento todo.

Passo 2: Depois, estenda seus braços para cima, por cima da cabeça e seu pescoço continua em uma posição neutra.

Passo 3: Não feche seus braços e pernas, deixe-os neutros junto com seu pescoço. Agora, deixando seu torso parado (não mova ele), levante simultaneamente os braços e pernas para cima, como se estivesse tentando dobrar seu corpo, quase no formato da letra U. Suas costas ficarão arqueadas para levantar seus braços e pernas para fora do chão.

Passo 4: Segure esta posição por 5 segundos antes de abaixar lentamente de volta ao chão.

Repita este movimento 24 vezes (3 séries de 8 repetições). Ao levantar os braços e pernas, inspire profundamente e depois expire quando os levar de volta ao chão.

Exercício de Peso Corporal da Parte Superior 5– A Prancha de Toque no Ombro

O movimento sobe o nível do exercício de peso corporal de prancha comum e mira nos ombros, braços, pulsos e músculos do tronco ao mesmo tempo.

Passo 1: Comece em uma posição de prancha, as palmas pressionadas no chão e nos seus dedos do pé. Mantenha seu umbigo contraído, mas não arqueie suas costas, só contraia o tronco na sua direção, para não cair até o chão.

Passo 2: Com seu tronco contraído e se equilibrando nos dedos dos pés, suba sua mão direita e toque seu ombro esquerdo levemente com as pontas dos dedos (em um movimento de toque rápido) antes de voltar à posição inicial. O resto do corpo deve permanecer estável durante este movimento, mantendo suas pernas afastadas uma da outra se precisar manter o equilíbrio.

Passo 3: Repita este movimento com a mão esquerda. Alterne entre os dois braços no movimento, mantendo seu equilíbrio estável para não balanças de um lado ao outro enquanto toca no ombro.

Repita este movimento 24 vezes (3 séries de 8 repetições). Conforme for ficando mais forte no movimento, aproxime mais seus pés até eventualmente conseguir completar o movimento com os dois pés lado a lado. Quanto mais próximos estiverem, mais difícil será manter o equilíbrio.

Exercício de Peso Corporal da Parte Superior 6– Prancha e Polichinelo

Este é um movimento que combina a prancha com o bom e velho polichinelo.

Passo 1: Use um colchonete para te ajudar a ver a distância para pular. Entre em posição de prancha. Seus ombros devem estar diretamente acima dos pulsos para este movimento.

Passo 2: Seu corpo agora deve estar em linha reta, com seus pés lado a lado, os dedos dos pés no colchonete. Agora, como em um polichinelo, pule com os dois pés para o lado e depois pule de volta, deixando os pés juntos mais uma vez.

Repita este movimento 30 vezes (3 séries de 10 repetições). Conforme for ficando mais forte no movimento, aumente o número de repetições e séries que fizer. Para adicionar intensidade e exercitar seus músculos oblíquos, pule com os dois pés (deixando eles juntos) para o lado esquerdo do corpo, pule de volta para a posição inicial e depois pule com os pés para o lado direito do corpo. Seus pés devem permanecer juntos.

Exercício de Peso Corporal da Parte Superior 7– Prancha Lateral

A prancha é conhecida como um daqueles movimentos incríveis que trabalha simultaneamente com duas partes do corpo, o tronco e sua força da parte superior, por depender muito dela para ficar equilibrado neste movimento.

Passo 1: Comece deitando de lado no colchonete. Seu cotovelo direito deve ficar posicionado diretamente abaixo do seu ombro direito. Mantenha seu braço esquerdo levantado, com as pontas dos dedos na direção do teto.

Passo 2: Ative seu tronco ao contraí-lo enquanto levanta seu corpo para cima do colchonete ao pressionar seu cotovelo direito no chão. Agora está se equilibrando no seu cotovelo e nas laterais dos pés. Mantenha um pé em frente do outro se precisar de ajuda para se equilibrar.

Passo 3: Segure a posição de prancha por 30 segundos, ou 60 segundos se puder, antes de descer e repetir o movimento.

Passo 4: Para subir de nível, assim que estiver em posição de prancha e se equilibrando nos cotovelos e laterais dos pés, afunde sua pelve lentamente na direção do chão até quase tocar o colchonete, antes de subir de novo, de volta à posição inicial.

Repita este movimento 12 vezes de cada lado (2 séries de 6 repetições de cada lado). Conforme ganhar mais força no movimento, aumente o número de repetições e séries que fizer. Para adicionar intensidade e exercitar seus músculos oblíquos, pule com os dois pés (mantendo-os juntos) para o lado esquerdo do corpo, pule de volta para a posição inicial e depois pule com os dois pés para o lado direito do corpo. Seus pés devem ficar juntos.

Exercício de Peso Corporal da Parte Superior 8– Círculos com o Braço

Os círculos com o braço são um movimento maravilhosamente dinâmico, que aumentará a mobilidade nessas juntas do ombro, nas costas do braço, bíceps e tríceps.

Passo 1: Fique de pé, com os pés não passando da distância do quadril, ombros para trás.

Passo 2: Estenda os braços, mantendo-os na altura do ombro e paralelos ao chão enquanto começa a fazer 20 círculos pequenos com os braços, direcionados para frente, movendo os dois simultaneamente.

Passo 3: Assim que completar os movimentos para frente, agora circule os braços para trás.

Se achar difícil mover os dois braços juntos, alterne-os um de cada vez, para parecer que são um moinho de vento. Ainda deve ter o mesmo movimento e, conforme ficar mais forte e sua mobilidade melhorar, tente completar círculos mais amplos e rápidos.

Exercício de Peso Corporal da Parte Superior 9– Mergulho de Tríceps

Trabalhe os músculos do tríceps com eficácia, que estão atrás do braço, do cotovelo até o ombro, em um movimento rápido e eficiente conhecido como Mergulho de Tríceps.

Passo 1: Posicione-se no chão ou no colchonete, com as mãos na lateral. Seus cotovelos devem ficar perto da sua lateral, dobrados em um ângulo de 90 graus, com os pés pressionados firmes no chão.

Passo 2: Depois, levante o corpo para fora do chão ao estender seus braços para se impulsionar para cima, levantando o corpo em uma posição de quatro. Imagine que se alguém entrasse e tentasse equilibrar um copo no seu torso, conseguiria, pois você está estável.

Passo 3: Dobre os braços de novo enquanto volta à posição inicial de 90 graus, abaixando o bumbum até quase tocar no colchonete e depois levante mais uma vez.

Repita este movimento 24 vezes (3 séries de 8 repetições). Conforme for ficando mais forte, aumente o número de repetições. Para adicionar intensidade, levante uma esquerda e chute na sua frente enquanto levanta o corpo, mantendo-o for a do chão até quando abaixa de volta e empurra para cima de novo. Troque as pernas para trabalhar os dois lados igualmente.

Exercício de Peso Corporal da Parte Superior 10– Flexão Com Rotações de Torção

Conforme sentir seu corpo ficar mais forte com cada movimento de peso corporal que fizer, desafie sua parte superior ainda mais ao fazer seus braços trabalharem mais duro do que nunca quando adicionar uma leve variação ao movimento normal da flexão: *uma torção em cima*

Passo 1: Comece em uma posição de prancha. Alinhe os pés com o quadril e os braços diretamente abaixo dos ombros. Estique os braços para o lado até onde conseguir manter uma flexão com o corpo todo sem sacrificar a forma.

Passo 2: Abaixe seu corpo na direção do chão, complete a flexão e volte à posição inicial em cima.

Passo 3: Quando estiver em cima, torça a parte superior do seu corpo para a direita, levantando sua mão, com as pontas dos dedos apontando para o teto. Olhe para as pontas dos seus dedos. Sua pelve e quadril devem ficar estáveis, não deixe subirem ou cair durante a torção.

Passo 4: Retorne para a posição de prancha, complete outra flexão e rotacione para a esquerda desta vez quando subir.

Repita este movimento 16 vezes (2 séries de 8 repetições). Conforme for ficando mais forte, aumente o número de repetições e a velocidade para completar a flexão com torção.

Capítulo 3: Exercícios da Parte Inferior

Exercício de Peso Corporal da Parte Inferior 1 – Agachamento

O bom e velho agachamento. Ele trabalha vários grupos de músculos ao mesmo tempo, o que explica por que é um favorito de muitos personal trainers.

Passo 1: Comece ficando de pé com os pés na linha dos ombros, os joelhos levemente dobrados e certifique-se de que seus joelhos não estejam apontados por cima dos dedos do pé.

Passo 2: Coloque as duas mãos atrás da cabeça em cada lado (a mão direita atrás da orelha direita, mão esquerda atrás da orelha esquerda), com as pontas dos dedos tocando levemente a parte de trás da cabeça.

Passo 3: Imagine que haja uma cadeira bem atrás de você. Comece dobrando o quadril e os joelhos quase como se fosse se sentar na cadeira. Os joelhos não podem passar da linha dos dedos do pé ao tentar sentar, assim saberá se está com a postura certa para o movimento. Todo o seu peso deve ser transferido para o calcanhar, é aí que está o foco.

Passo 4: Mantenha seu peito e ombros retos durante este movimento de se sentar, não fique corcunda. Se ajudar, tente focar em um ponto ou objeto diretamente na sua frente para manter seu peito e ombros retos, não endureça as costas.

Passo 5: Segure o agachamento por 2 segundos e volte para a posição em pé, usando o peso no calcanhar para voltar seu corpo.

Faça isto 16 vezes (2 séries de 8 repetições). Conforme ficar mais forte, aumente o número de repetições.

Exercício de Peso Corporal da Parte Inferior 2 – Agachamento com Salto

O agachamento com salto é um movimento pliométrico que fará sua frequência cardíaca subir e assim queimará mais calorias.

Passo 1: De pé com os pés na linha dos ombros, com as mãos firmes no quadril ou juntas firmemente na sua frente (como no agachamento).

Passo 2: Assim como se sentaria em um agachamento, repita o mesmo movimento, mas desta vez, adicione um pulo explosivo depois de agachar antes de voltar à posição reta.

Passo 3: Quando pular, aterrisse com os dois pés e não trave o joelho, mantenha-os relaxados, para não adicionar pressão nas suas juntas.

Os iniciantes devem buscar fazer isto 16 vezes (2 séries de 8 repetições). Conforme você fica mais forte, aumente o número de repetições e tente pular mais alto toda vez. Assim que ficar mais forte, comece a fazer isto mais rapidamente também.

Exercício de Peso Corporal da Parte Inferior 3 – Agachamento na Parede

O agachamento na parede te ajudará a fortalecer os quadríceps, jarretes, panturrilha e a melhorar o equilíbrio.

Passo 1: Comece com as costas na parede. Fique de pé com os ombros para trás. Não fique perto demais da parede, porque será difícil dobrar os joelhos.

Passo 2: Assim que se posicionar de maneira confortável, comece ao levantar os braços na sua frente, esticados no nível do ombro. Se tiver um equilíbrio melhor, coloque-os no quadril.

Passo 3: Desça até uma posição sentada, usando a parede para apoio, até os dois joelhos e o quadril estarem dobrados em um ângulo de 90 graus. Continue mantendo suas costas e ombros retos (usando a parede como apoio). Os dois pés devem estar firmes no chão e o peso do seu corpo deve estar bem distribuído entre os dois pés.

Passo 4: Segure esta posição por 30 segundos, se for um iniciante, antes de voltar à posição original. Se for mais avançado, tente segurar a posição por 60 segundos.

Repita este movimento 12 vezes (2 séries de 6 repetições cada). Conforme ficar mais forte, aumente os intervalos de tempo por 30 segundos cada vez.

Exercício de Peso Corporal da Parte Inferior 4 – Afundo

O afundo foca nos quadríceps, jarrete, panturrilha e músculos do tronco. É um dos exercícios de peso corporal mais eficazes para tonificar e criar músculos.

Passo 1: Fique de pé com os pés na linha dos ombros, com as mãos firmes em cada lado do quadril.

Passo 2: Pise para a frente (pode começar com o direito ou o esquerdo). Mantenha os ombros para trás, as costas retas e o olhar diretamente na sua frente para manter sua postura.

Passo 3: Se pisou para a frente com o pé direito primeiro, seu peso deve estar no metatarso do pé esquerdo. Quando estiver pronto, comece dobrando os dois joelhos até ter um ângulo de 90 graus.

Passo 4: Se pisou para a frente com seu pé direito primeiro, seus joelhos não devem passar da linha dos dedos do seu pé quando se dobrar no ângulo de 90 graus. A parte superior do seu corpo e o olhar devem continuar voltados para a frente, focando no mesmo ponto ou objeto na sua frente. Isto ajudará a manter seu equilíbrio.

Passo 5: Fique de pé novamente. Continue o movimento com a mesma perna ou troque de perna.

Repita este movimento 32 vezes (16 por perna). Conforme ficar mais forte, aumente o número de repetições por perna.

Exercício de Peso Corporal da Parte Inferior 5 – Afundo com Salto

Assim como o agachamento com salto, este afundo com salto é um movimento pliométrico que fará sua frequência cardíaca disparar e assim queimará mais calorias. Por este ser considerado um exercício mais avançado, só prossiga para este movimento de peso corporal quando dominar o movimento de afundo básico.

Passo 1: Fique de pé com os pés na linha dos ombros e as mãos firmes no quadril (assim como no afundo).

Passo 2: Pise para a frente com um pé (pode começar com o direito ou o esquerdo). Mantenha os ombros para trás, as costas retas e olhe diretamente para a frente, para manter sua postura.

Passo 3: Se pisou para a frente com o pé direito, seu peso deve estar nos metatarsos do pé esquerdo. Quando estiver pronto, comece dobrando os joelhos até ter um ângulo de 90 graus.

Passo 4: Quando estiver em posição de afundo, pule e simultaneamente troque de perna, pousando de novo, mas desta vez com sua perna oposta dobrada para a frente em uma posição de 90 graus. Se começou o afundo com o pé direito, quando pular e trocar no ar, pouse com seu pé esquerdo. Sempre assegure-se de que o pouso seja quieto, com os joelhos macios.

Os iniciantes devem buscar fazer isto 16 vezes (2 séries de 8 repetições). Conforme ficar mais forte, aumente o número de repetições.

Exercício de Peso Corporal da Parte Inferior 6 – Afundo Reverso

Este movimento trabalha o seu quadríceps também, especificamente os músculos na parte frontal superior da perna, os glúteos e os músculos adutores na parte de dentro da coxa e da panturrilha.

Passo 1: Fique de pé com os pés na linha dos ombros e as mãos firmes no quadril.

Passo 2: Coloque um pé para trás (pode começar com o direito ou o esquerdo). Mantenha os ombros para trás, as costas retas e o olhar diretamente na sua frente para manter sua postura.

Passo 3: Se pisou para trás com seu pé direito primeiro, seu peso deve estar no metatarso do pé esquerdo. Quando estiver pronto, comece dobrando os dois joelhos até chegar a um ângulo de 90 graus. Abaixe o joelho dobrado para trás o máximo que puder.

Passo 4: Se pisou para trás com o pé direito primeiro, seu joelho esquerdo não deve se estender além dos dedos do pé quando se dobrar no ângulo de 90 graus. A parte superior do seu corpo e o olhar devem ficar voltados para a frente, focando no mesmo ponto ou objeto na sua frente. Isto ajudará a manter seu equilíbrio.

Passo 5: Volte a ficar de pé. Continue o movimento com a mesma perna ou troque de perna.

Repita este movimento 32 vezes (16 afundos por perna). Conforme ficar mais forte, aumente o número de repetições por perna.

Exercício de Peso Corporal da Parte Inferior 7 – Ponte de Glúteos

Se tiver problemas para ficar de cócoras ou fazer afundos devido a uma ferida antiga, este exercício é a melhor coisa para tonificar e fortalecer os glúteos, jarretes e a parte debaixo das costas ao mesmo tempo.

Passo 1: Deite no colchonete, de barriga para cima. As costas não podem estar arqueadas durante esta posição.

Passo 2: Dobre os joelhos, deixando seus pés firmes no chão. Seus braços devem estar do seu lado, com as palmas para baixo, pressionando o colchonete para ter mais suporte.

Passo 3: Mude seu peso para o calcanhar enquanto deita nesta posição. Quando estiver pronto, levante o quadril, subindo a parte inferior do seu corpo para for a do colchonete, sem arquear demais.

Passo 4: Quando tiver levantado o quadril o mais alto possível, aperte os músculos do glúteo no movimento de cima. Imagine que haja um lápis entre os glúteos e aperte bem para o lápis não cair. Mantenha o abdômen contraído durante este movimento para impedir que a parte inferior das suas costas fique arqueada.

Passo 5: Segure esta posição por um ou dois segundos e depois volte à posição inicial.

Repita este movimento 16 vezes (2 séries de 8 repetições). Conforme ficar mais forte, aumente o número de repetições e o espaço de tempo da posição.

Exercício de Peso Corporal da Parte Inferior 8 – Série de Hidrante

Este movimento é excelente para melhorar a mobilidade, que te ajudará a realizar outros exercícios da parte inferior com mais eficácia.

Passo 1: Posicione-se no colchonete de quatro. Suas palmas e joelhos devem pressionar o colchonete, seu abdômen contraído para que suas costas não estejam na posição errada.

Passo 2: Quando estiver pronto, comece levantando uma perna para o lado, mantendo ela em uma posição de 90 graus.

Passo 3: Levante seu joelho dobrado do seu lado, segure por um segundo e depois volta para a posição original.

Passo 4: Faça algumas repetições em uma perna antes de trocar para a outra.

Repita este movimento 32 vezes (2 séries de 8 repetições por perna). Conforme ficar mais forte, aumente o número de repetições.

Capítulo 4: Treino do Tronco

Exercício de Tronco 1 – O Giro Russo

Parece que é um passo de dança, mas esta manobra queimará todo o seu tronco e os oblíquos.

Passo 1: Sente-se confortavelmente no colchonete e dobre os joelhos. Seu calcanhar deve estar uns dois centímetros longe do seu bumbum.

Passo 2: Recline-se enquanto deixa o tronco contraído, para contrair seus músculos abdominais. Mantenha suas costas o mais retas possível e não se curve. Recline-se o máximo que puder sem afetar sua posição.

Passo 3: Empurre suas mãos na sua frente e as junte. Comece a rotacionar e torcer da esquerda para a direita e de volta, mantendo seu tronco engajado o tempo todo.

Repita este movimento 16 vezes (2 séries de 8 repetições). Conforme ficar mais forte, recline-se mais para engajar seu tronco, sem perder a posição. Para adicionar intensidade, levante um ou os dois pés para fora do chão enquanto torce.

Exercício de Tronco 2 – A Bicicleta

Faça este movimento de peso corporal, conhecido como A Bicicleta, para focar nos oblíquos e nos retos abdominais simultaneamente.

Passo 1: Deite-se no colchonete, pressionando a parte inferior das costas no chão. Não arqueie ela.

Passo 2: Depois, coloque as mãos atrás da cabeça, as pontas dos dedos tocando levemente sua cabeça. Coloque os joelhos dobrados em ângulos de 90 graus.

Passo 3: Levante a parte superior do corpo até sentir sua escápula sair do chão. Não puxe nem tencione seu pescoço. Enquanto sobe, torça a parte superior do corpo, levando o cotovelo direito na direção do joelho esquerdo enquanto dobra o joelho. A perna direita se estende em um ângulo de 45 graus enquanto isto.

Passo 4: Troque de lado e faça a mesma coisa no outro lado.

Repita este movimento 20 vezes (2 séries de 10 repetições). Conforme ficar mais forte, aumente o número de repetições. Para este movimento, o que importa não é a velocidade, mas sim o quão bem consegue manter a posição, então tudo bem desacelerar, desde que faça direito.

Exercício de Tronco 3 – O Chute da Tesoura

Passo 1: Comece deitando de costas, plantando as mãos no chão, ou do seu lado ou embaixo das costas se precisar de um apoio extra.

Passo 2: Levante sua perna alguns centímetros. Levante as escápulas para for a do colchonete, mas não tencione nem puxe seu pescoço.

Passo 3: Cruze seu tornozelo esquerdo sobre o seu direito, depois troque e repita.

Repita este movimento 16 vezes (2 séries de 8 repetições). Conforme ficar mais forte, aumente o número de repetições.

Exercício de Tronco 4– A Prancha de Duas Pontas

Este movimento pode ser difícil de fazer se não dominou a prancha básica ainda, porque vai trabalhar bastante os músculos do seu tronco e sua estabilidade ao mesmo tempo.

Passo 1: Comece em posição de prancha. As mãos devem estar diretamente abaixo dos ombros, as pernas esticadas enquanto se equilibra nos dedos dos pés.

Passo 2: Assim que se equilibrar e seu torso estiver firme, levante sua perna esquerda enquanto alongo o braço *oposto* (seu braço direito) na sua frente. Segure de 5 a 10 segundos.

Passo 3: Depois, traga o joelho esquerdo e o braço direito para dentro ao mesmo tempo, cruzando seu corpo enquanto o joelho e o cotovelo se encontram no meio. Volte para a posição inicial e repita no outro lado.

Repita este movimento 16 vezes (2 séries de 8 repetições cada lado). Aumente o número de repetições conforme ficar mais forte.

Exercício de Tronco 5– Abdominal Esticado

Um movimento que parece ser simples, mas engana. Porque criar um tronco forte e estável exige trabalho duro.

Passo 1: Comece deitando de barriga para cima, as pernas esticadas. Estenda os braços por cima da cabela e contraia o tronco.

Passo 2: Foque em pressionar a parte inferior das costas no colchonete. Agora, puxe seu umbigo para dentro, contraindo o tronco.

Passo 3: Com cada respiração, levante as pernas, ombros e braços levemente. Contraia o abdômen. Segure por 30 segundos antes de descer.

Repita este movimento 8 vezes para começar. Conforme ficar mais forte, aumente o número de repetições que completar, buscando ir mais alto toda vez.

Exercício de Tronco 6– Abdominal de Perna Cruzada

Eleve o nível do abdominal comum com este movimento intenso.

Passo 1: Comece se sentando no colchonete, se equilibrando nos ossos que sentam no colchonete. Levante confortavelmente seus pés. Os braços devem star esticados na lateral do seu corpo.

Passo 2: Enquanto inspira, puxe suas pernas para dentro na direção do seu peito no movimento de abdominal enquanto simultaneamente traz seus braços para dentro para abraçar os joelhos. Expire e volte à posição inicial.

Repita este movimento 20 vezes (2 séries de 10 repetições). Conforme ficar mais forte, aumente o número de repetições e de séries.

Exercício de Tronco 7– Rolo de Pilates

Passo 1: Sente-se no colchonete com os braços esticados acima da cabeça, joelhos dobrados e os pés pressionados firmes no chão. Enquanto estica seus braços na direção do teto, imagine que está puxando e esticando sua coluna.

Passo 2: Expire e simultaneamente se enrole até o chão em um movimento único e controlado. Mantenha seus braços perto da cabeça para que, quando você esteja no chão, eles fiquem diretamente paralelos ao chão.

Passo 3: Saia lentamente do colchonete enquanto expira, em um movimento lento e controlado e volte à posição original.

Repita este movimento 12 vezes de cada lado (2 séries de 6 repetições). Conforme ficar mais forte, aumente o número de repetições e de séries.

Exercício de Tronco 8– Abdominal de Chute em Pé

Passo 1: Fique de pé com os pés na linha do ombro. Inspire e expire algumas vezes enquanto começa a contrair seu abdominal.

Passo 2: Enquanto inala, levante sua perna direita, estendendo ela em um chute na sua frente enquanto simultaneamente leva sua mão esquerda para a frente, quase como se fosse tocar os dedos do pé direito.

Passo 3: Mantenha o abdômen contraído no movimento todo, para sentir que está fazendo abdominais de pé. Volte à posição inicial e troque de perna, repetindo este movimento no outro lado.

Faça isto 20 vezes (2 séries de 10 repetições cada). Aumente o número de repetições conforme ficar mais forte.

Exercício de Tronco 9– Abdominal Borboleta

Passo 1: Posicione-se no colchonete. Dobre seus joelhos para fora, juntando as solas dos pés. Seus braços devem estar levantados acima da cabeça, as palmas pressionadas juntas.

Passo 2: Expire enquanto simultaneamente leva as mãos e os joelhos para perto um do outro, levantando a escápula e os pés. Suas mãos devem tocar nos dedos dos pés.

Passo 3: Segure esta posição por 5 segundos, contraindo bem o abdômen antes de soltar e voltar ao começo.

Repita este movimento 12 vezes (2 séries de 6 repetições). Conforme ficar mais forte, aumente o número de repetições.

Exercício de Tronco 10– O Abdominal de Corredor

Imagine que está correndo, mas desta vez é no colchonete.

Passo 1: Comece de costas. Dobre o cotovelo em um ângulo de 90 graus na lateral do seu corpo. Contraia seu tronco antes de começar este movimento.

Passo 2: Enrole-se em uma posição sentada, levando seu cotovelo esquerdo para dentro e torcendo ele na direção do joelho direito, que vai levantar e dobrar ao mesmo tempo. Deve parecer como se você estivesse correndo.

Passo 3: Abaixe e volte à posição inicial e repita para o lado esquerdo.

Repita este movimento 16 vezes (2 séries de 8 repetições). Conforme ficar mais forte, aumente o número de repetições e sua velocidade.

Conclusão

Parabéns! E obrigado por chegar ao final deste livro, esperamos que tenha sido informativo e que tenha te oferecido todas as ferramentas necessárias para atingir seus objetivos, quaisquer que sejam.

Vê como é fácil ter exercícios de treinamento de força completos para o seu corpo sem precisar de aparelhos? O treino de calistenia é um dos melhores exercícios que podemos fazer, porque é fácil de seguir e pode fazer ele onde quer que esteja!

Faça estas atividades de treino de força uma de cada vez nas áreas necessárias, ou combine várias atividades para ter uma sessão de treinamento de força intensa e comece a ver a diferença real no seu físico e no seu preparo num piscar de olhos.